BEI GRIN MACHT SICH IHR
WISSEN BEZAHLT

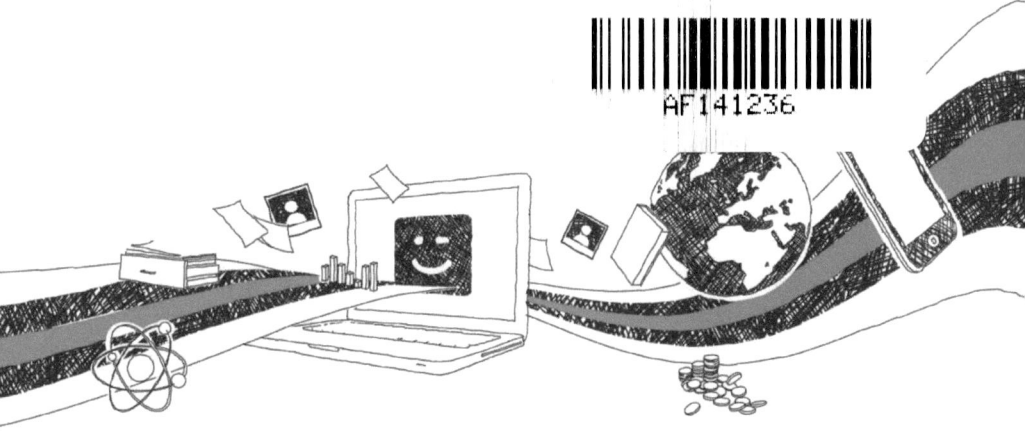

- Wir veröffentlichen Ihre Hausarbeit,
  Bachelor- und Masterarbeit

- Ihr eigenes eBook und Buch -
  weltweit in allen wichtigen Shops

- Verdienen Sie an jedem Verkauf

Jetzt bei www.GRIN.com hochladen und kostenlos publizieren

GRIN

Ernährungstherapie bei chronisch-entzündlichen Darmerkrankungen in der Pädiatrie

Elisabeth Schelker

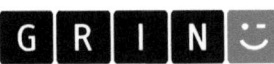

Bibliografische Information der Deutschen Nationalbibliothek:

Die Deutsche Nationalbibliothek verzeichnet diese Publikation in der Deutschen Nationalbibliografie; detaillierte bibliografische Daten sind im Internet über http://dnb.d-nb.de abrufbar.

ISBN: 9783346540676
Dieses Buch ist auch als E-Book erhältlich.

Druck und Bindung: Books on Demand GmbH, Norderstedt Germany
Gedruckt auf säurefreiem Papier aus verantwortungsvollen Quellen

Das vorliegende Werk wurde sorgfältig erarbeitet. Dennoch übernehmen Autoren und Verlag für die Richtigkeit von Angaben, Hinweisen, Links und Ratschlägen sowie eventuelle Druckfehler keine Haftung.

Das Buch bei GRIN: https://www.grin.com/document/1152415

Ernährungstherapie bei chronisch-entzündlichen Darmerkrankungen

in der Pädiatrie

Als Hausarbeit eingereicht an der

Hochschule Anhalt, Masterstudiengang Ernährungstherapie

Modul: Aktuelle Entwicklungen und Forschungsschwerpunkte in der Ernährungswissenschaft

Semester: Sommersemester 2019

Datum: 27.09.2019

Abstract

Bei chronisch-entzündlichen Darmerkrankungen (CED) zeigen sich steigende Inzidenzraten mit einer Verschiebung zu einem jüngeren Beginn. Insbesondere bei Kindern und Jugendlichen bieten sich ernährungstherapeutische Maßnahmen an, um negative Auswirkungen einer medikamentösen oder chirurgischen Therapie zu vermeiden. Welche Möglichkeiten und Grenzen sich hinsichtlich ernährungsbezogener Interventionen bei pädiatrischen CED-Patienten ergeben und welchen Einfluss Ernährungsgewohnheiten auf die Entstehung haben, ist Gegenstand der vorliegenden Arbeit.

Diese Hausarbeit beruht auf einer Literaturrecherche in Lehrbüchern, Fachzeitschriften/ Journals und Internetquellen. Die Publikationen, die den Bereichen Ernährungswissenschaft, Ernährungsmedizin, Pädiatrie und Gastroenterologie zuzuordnen sind, wurden zum einen aus dem Bestand der Universitätsbibliothek der Humboldt-Universität zu Berlin und der Bibliothek der Hochschule Anhalt bezogen. Darüber hinaus wurde in *Google Scholar*, *PubMed* und *ScienceDirect* mit den beispielhaften Suchbegriffen „CED und Ernährung", „CED Pädiatrie", „Inflammation and diet", „crohn's disease in childhood" nach aktuellen Publikationen und Studien gesucht. Verwendet wurden dabei in deutscher Sprache vorwiegend Publikationen der Monatsschrift Kinderheilkunde sowie in englischer Sprache Publikationen des Journals Gastroenterology. Zur CED liegen zudem aktuelle deutsche (DGEM, DGVS) und europäische (ESPEN) Leitlinien vor, die berücksichtigt wurden.

Es zeigte sich, dass insbesondere ernährungstherapeutische Maßnahmen zur Prävention und Behandlung einer Malnutrition sowie eine exklusive enterale Ernährungstherapie (EET) bei MC-Patienten während eines akuten Schubs zur Remissionsinduktion erfolgsversprechende Formen der Ernährungstherapie darstellen. Die EET gilt bei Kindern und Jugendlichen mit MC sogar als die Therapie erster Wahl. Darüber hinaus konnten die teils widersprüchlichen Studienergebnisse hinsichtlich der Immunonutrition abgebildet werden.

Unumstritten ist demnach die Anwendung der genannten Formen der Ernährungstherapie bei der Behandlung von pädiatrischen CED-Patienten. Um die Lebensqualität der Kinder und Jugendlichen mit CED zu erhalten, sollten jedoch auch abgewandelte Ernährungsprogramme wie *Crohn's Disease Treatment with Eating* betrachtet und weitergehende Forschung betrieben werden. Auch braucht es entsprechende Rahmenbedingungen, um die frühzeitige Einleitung einer Ernährungstherapie sowie die fundierte Betreuung der pädiatrischen CED-Patienten zu gewährleisten.

Inhaltsverzeichnis

Abbildungsverzeichnis 2

1   Problem- und Zielstellung 3

2   Chronisch-entzündliche Darmerkrankungen (CED) in der Pädiatrie 5

   2.1   Definitionen und Symptome von CED 5

   2.2   Prävalenzen von CED bei Kindern und Jugendlichen in Deutschland 7

   2.3   Risiko- und Einflussfaktoren für die Entstehung von CED 8

   2.4   Mangelernährung als Begleitsymptom bei CED im Kindes- und Jugendalter 12

3   Ernährungstherapeutische Maßnahmen in der Behandlung der CED 15

   3.1   Ernährungstherapeutische Interventionen zur Prävention und Behandlung von
       Malnutrition 15

   3.2   Ernährungstherapie während eines akuten Schubs 16

   3.3   Immunonutrition bei CED 19

4   Diskussion und Ausblick 21

5   Zusammenfassung 25

6   Literaturverzeichnis 27

Abbildungsverzeichnis

Abbildung 1: Klinische Symptomatik vor oder bei CED-Diagnose von 894 Kindern
und Jugendlichen <18 Jahre in Deutschland   7

Abbildung 2: Inzidenzzahlen pädiatrischer CED-Erkrankungen   8

Abbildung 3: Pathogenese chronisch-entzündlicher Darmerkrankungen als Folge von
Umwelteinflüssen, genetischer Prädisposition und Immunreaktion   9

Abbildung 4: Ursachen der Malnutrition bei Morbus Crohn   13

1 Problem- und Zielstellung

Die Inzidenz chronisch-entzündlicher Darmerkrankungen (CED) bei Kindern und Jugendlichen ist in den letzten Jahrzehnten gestiegen und beträgt 5-11/100 000, was einer „Neuerkrankungsrate von 800-1470 Patienten pro Jahr" in Deutschland entspricht (Buderus u. a. 2015: 121). Die Diagnose wird bei 25% aller Patienten vor dem 18. Lebensjahr gestellt, ungefähr ein Viertel aller betroffenen Kinder sind dabei jünger als 10 Jahre (vgl. Benchimol u. a. 2011).

Insbesondere bei pädiatrischen Patienten ist neben einer frühzeitigen Diagnose die Einleitung entsprechender Therapiemaßnahmen von großer Bedeutung. Durch die Pathophysiologie der CED bei Kindern und Jugendlichen ist „die Bewältigung altersspezifischer Entwicklungsaufgaben gefährdet, wie zum Beispiel Pubertätsentwicklung, Wachstum, Autonomieentwicklung, psychosoziale Entwicklung, Schulkarriere und Berufswahl" (Däbritz u. a. 2017: 331) . Es „drohen zum Teil nicht aufholbare Defizite im Fall einer unzureichend kontrollierten Erkrankung" (ebd.). Um den wachsenden Körper dabei vor einer Mangelernährung zu schützen und Nebenwirkungen einer pharmakologischen Therapie zu vermeiden, werden auch ernährungstherapeutische Maßnahmen eingesetzt. Doch welche Möglichkeiten einer Ernährungstherapie bei pädiatrischen CED-Patienten gibt es und wie sicher gilt deren Wirkung? Haben Ernährungsgewohnheiten auch einen Einfluss auf die Entstehung von CED?

Für „CED im Kindes- und Jugendalter liegen in Deutschland wenig systematisch erfasste klinische Daten vor" (Meier u. a. 2006: 1218). Dennoch soll in der vorliegenden Arbeit den Fragen nachgegangen werden, welche möglichen Einflüsse von der Ernährung bei der Entstehung von CED ausgehen und welche Möglichkeiten und Grenzen einer Ernährungstherapie bei der Behandlung von CED bei Kindern und Jugendlichen diskutiert werden.

Dazu werden anfänglich theoretische Grundlagen zu den beiden Hauptformen Morbus Crohn (MC) und Colitis Ulcerosa (CU) herausgearbeitet (Kap. 2). In Kap. 3 wird die Rolle ernährungsbezogener Interventionen bei der Behandlung von CED geschildert. Danach werden Möglichkeiten und Grenzen einer Ernährungstherapie bei CED bei Kindern und Jugendlichen erörtert. Abschließend werden die wichtigsten

Punkte der Diskussion zusammengefasst und ein möglicher Ausblick gegeben. Es folgt das Literaturverzeichnis.

2 Chronisch-entzündliche Darmerkrankungen (CED) in der Pädiatrie

CED bei Kindern und Jugendlichen in einen theoretischen Rahmen einzubetten, soll ein besseres Verständnis der Definition sowie zentraler Problemstellungen ermöglichen und eine theoretische Grundlage bieten. Dazu sollen in Kapitel 2.1 Definitionen der beiden Erkrankungen MC und CU nachgezeichnet werden, um daran anschließend auf Prävalenzen (Kap. 2.2), Ursachen und Risikofaktoren (Kap. 2.3) sowie Risiko- und Einflussfaktoren auf die Entstehung der CED bei Kindern und Jugendlichen (Kap. 2.4) einzugehen.

2.1 Definitionen und Symptome von CED

Die chronisch- entzündlichen Darmerkrankungen MC und CU zählen zu den sogenannten Zivilisationskrankheiten (vgl. Zepp 2010: 736). Es handelt sich bei beiden um „Autoimmunerkrankungen des Gastrointestinaltraktes, deren Genese bisher nicht umfassend geklärt ist" (Razeghi und Krawinkel 2013: 331). Im Gegensatz zu akuten Erkrankungen, handelt es sich bei MC und CU um chronische, also nicht heilbare, lebenslange Erkrankungen. Charakterisiert sind beide durch „eine rezidivierende bzw. persistierende Entzündungsaktivität in unterschiedlichen Bereichen des Gastrointestinaltrakts, die in der Regel mit einem gesteigerten Nährstoffverlust bei erhöhtem Nährstoffbedarf einhergeht" (Meier u. a. 2006: 1212). Der Krankheitsverlauf vollzieht sich demnach in Schüben, wobei man von einer akuten Phase bzw. einem akuten Entzündungsschub und einer Remissionsphase, einem vorübergehenden Rückgangs der Krankheitserscheinungen, spricht. Letzteres wird auch als symptomfreier Intervall bezeichnet. (vgl. Stein 2006: 1035f)

MC, synonym auch „Enteritis regionalis, Ileitis Crohn" (Stein 2006: 1035) genannt, ist gekennzeichnet durch „ein heterogenes Bild diverser Phänotypen" (Dignass u. a. 2011: 1099). Häufig findet man eine „transmurale Entzündung mit Neigung zur Fistelbildung in diskontinuierlicher Ausbreitung; hierbei kann der gesamte Gastrointestinaltrakt betroffen sein" (Razeghi und Krawinkel 2013: 331). Das Befallsmuster und das Ausmaß des Befalls variieren stark (vgl. Dignass u. a. 2011: 1099). Somit können alle Abschnitte des Verdauungstraktes von der Mundhöhle bis zum After in unterschiedlicher Kombination befallen sein (vgl. ebd.). Pädiatrische MC- Patienten leiden im Gegensatz zu Erwachsenen meist an einer Beteiligung des oberen Gastrointestinaltraktes, demnach im Mundraum, Ösophagus, Magen, Duodenum und Dünndarm (vgl. Van Limbergen u. a. 2008). Von einem isolierten Dickdarmbefall sind überwiegend sehr junge Patienten im Alter von 0 bis 6 Jahre und ältere Patienten über 60 Jahre betroffen, während Kinder älter als 10 Jahre und Erwachsene öfter an einem ileokolischen Befall leiden (Ruel u. a. 2013).

Die CU, synonym auch „Colitis gravis" (Stein 2006: 1035) bleibt hingegen immer auf das Kolon beschränkt und „breitet sich kontinuierlich vom Anus nach oral aus" (Razeghi und Krawinkel 2013: 331). Die Entzündung kann somit „das gesamte Kolon (Pankolitis), das distale Kolon (Linksseitenkolitis) oder nur das Rektum befallen (Proktitis)" (Stein 2006: 1035). Im Unterschied zu MC ist hier meist nur die Mukosa, seltener die Submukosa betroffen (vgl. ebd.). Auch bei UC ist der Verlauf und die Ausdehnung der Erkrankung sehr variabel (Stange u. a. 2001: 19). Im Vergleich zu erwachsenen Patienten ist der Befall bei UC bei pädiatrischen Patienten viel ausgedehnter. Meist findet sich bei Erwachsenen bei Erstmanifestation eine distale oder Linksseitenkolitis, dagegen leiden Kinder bei Diagnose häufig bereits unter einer ausgedehnten Kolitis oder Pankolitis (vgl. Van Limbergen u. a. 2008). Eine makroskopische Aussparung des Rektums kann bei Kindern und Jugendlichen vorkommen und wurde von Levine u. a. (2019) bei 5 % der pädiatrischen Patienten beschrieben (vgl. Levine u. a. 2019).

Das klinische Bild ist sowohl bei MC, als auch bei CU sehr heterogen und hängt von „Ausmaß und Lokalisation des Befalls, intestinalen Komplikationen und extraintestinalen Manifestationen" (Stein 2006: 1035) ab. Patienten klagen häufig über Durchfall, Bauchschmerzen und Gewichtsverlust (Razeghi und Krawinkel 2013: 331). In manchen Fällen kommt es zudem zu Fieber, perianalen Läsionen und Anämie (ebd.). Insbesondere die „Kombination von gastrointestinalen Beschwerden (Bauchschmerzen, Durchfall) mit Gewichtsverlust/-stillstand oder perianalen Veränderungen" (ebd., S. 332) weist auf einen MC hin. Kennzeichnend für die CU ist hingegen blutiger Durchfall (vgl. ebd.). Weiterhin kann es vor allem beim MC zu „extraintestinalen Manifestationen" (ebd.) in Form von Wachstumsstörungen und Gelenkbeschwerden, selten auch Haut, Auge, Leber oder Niere betreffend, kommen (vgl. ebd.).

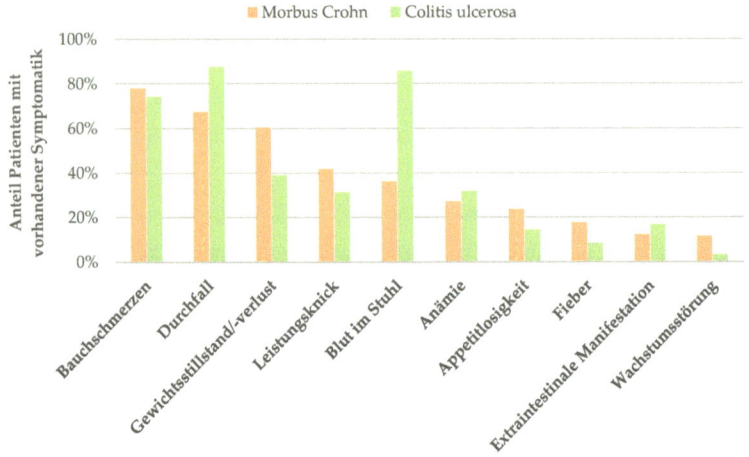

Abbildung 1: Klinische Symptomatik vor oder bei CED-Diagnose von 894 Kindern und Jugendlichen <18 Jahre in Deutschland (Wittig 2018: 18)

2.2 Prävalenzen von CED bei Kindern und Jugendlichen in Deutschland

In den letzten Jahrzehnten nahm die Inzidenz und Prävalenz von CED allgemein und somit auch bei Kindern und Jugendlichen in Industrie- und Schwellenländern zu (vgl. Buderus u. a. 2015: 121). Laut einer retrospektiven Studie aus Dänemark aus dem Jahr 2000 fand sich „eine Erhöhung der Inzidenz des MC sogar um das 11Fache im Vergleich zu einer Voruntersuchung" (Meier u. a. 2006: 1216). Unverändert blieb hingegen die Inzidenz der UC (vgl. ebd.). Vergleichbare Ergebnisse liefert eine schottische Studie, die einen Anstieg der Inzidenz von MC um das Dreifache konstatierte, wobei die CU leicht zurückgegangen war (vgl. ebd.).

Die Inzidenz und Prävalenz von CED variieren nach geografischer Region, so treten beide Formen häufiger in „Kanada, den USA, in Großbritannien sowie in Nord- und Westeuropa (…) als in Südeuropa, Asien und Afrika" (Koletzko und Uhlig 2010: 759) auf. Innerhalb Europas „besteht ein Nord-Süd-Gefälle" (ebd.).

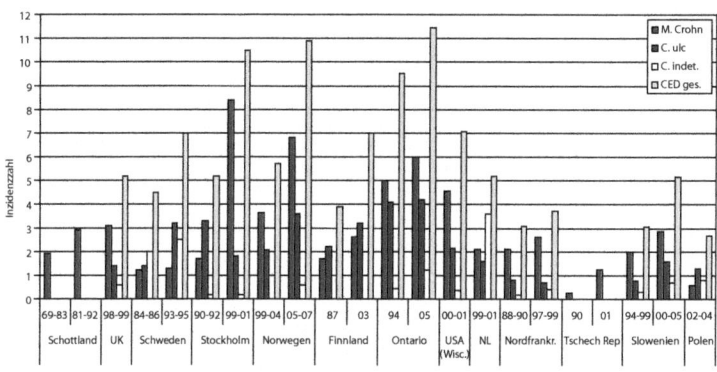

Abbildung 2: Inzidenzzahlen pädiatrischer CED-Erkrankungen (Buderus 2010: 746)

In der Pädiatrie geht man nach Buderus u. a. (2015) in Deutschland von „Inzidenzraten von circa 5-11/100 000 Kinder und Jugendliche <18 Jahre aus" (Buderus u. a. 2015: 121). Bezieht man dies auf die 13,4 Millionen Kinder und Jugendliche, die in Deutschland leben, „errechnet sich eine Neuerkrankungsrate von 800-1470 pädiatrischen Patienten pro Jahr" (ebd.). Auffällig ist dabei eine Verschiebung zu einem jüngeren Beginn der CED Erkrankungen (vgl. ebd.). So geht man davon aus, dass bereits 40% der Neuerkrankungen „bereits vor dem 10. Lebensjahr" (Razeghi und Krawinkel 2013: 331) geschehen.

Möchte man die Prävalenz nach Erkrankungen, also MC oder CU, in Deutschland betrachten, kann man einerseits auf Daten des sächsischen Registers zurückgreifen. Darin wurden die Daten aller pädiatrischen Patienten mit CED in Sachsen erfasst (vgl. Meier u. a. 2006: 1212) . Dabei fanden sich „52,2% (64/122 Patienten)" (ebd., S. 1216) der pädiatrischen Patienten mit einem diagnostizierten MC, „37,7% (46/122 Patienten)" (ebd.) mit einer diagnostizierten CU. Weiterhin können Daten zu Prävalenzen der deutschsprachigen Gesellschaft für pädiatrische Gastroenterologie und Ernährung (GPGE) herangezogen werden, die im Register CEDATA-GPGE zu finden sind (vgl. Buderus 2010: 748). Darin finden sich knapp 60% mit MC und 30% mit UC, womit auch hier eine höhere Verbreitung des MC zu sehen ist. (vgl. ebd.)

2.3 Risiko- und Einflussfaktoren für die Entstehung von CED

Fragt man nach den Ursachen für CED, so fällt auf, dass sowohl die Genese von MC, als auch die Genese von CU bisher nicht umfassend geklärt ist (Razeghi und Krawinkel 2013: 331). CED gelten trotz intensiver Forschung weiterhin als

8

„idiopathische Erkrankungen, was bedeutet, dass man zwar viele Risikofaktoren kennt, aber die Pathologie noch nicht vollständig erklären kann" (Degenhardt und Franke 2017: 4). Diskutiert wird eine multifaktorielle Genese aus genetischen, immunologischen und umweltbedingten Einflüssen (vgl. ebd.).

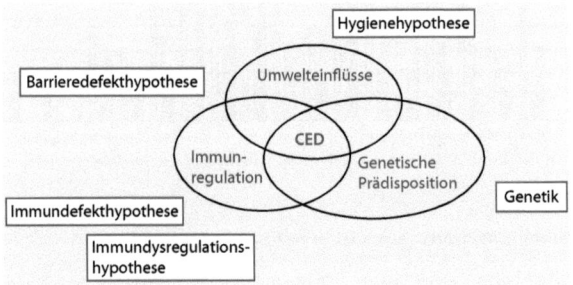

Abbildung 3: Pathogenese chronisch-entzündlicher Darmerkrankungen als Folge von Umwelteinflüssen, genetischer Prädisposition und Immunreaktion (Koletzko und Uhlig 2010: 760)

Ausgegangen wird einerseits von einer genetischen Prädisposition für CED, da epidemiologische Studien eine familiäre Häufung festgestellt haben (vgl. Degenhardt und Franke 2017: 4). In einer Metaanalyse von sechs Zwillingsstudien im Jahr 2011 konnten „Konkordanzraten für MC von 30,3% für eineiige (…) und 3,6% für zweieiige Zwillinge" (ebd.) festgestellt werden. Somit wurde die Vererbbarkeit zwar überschätzt, jedoch lässt sich sagen, „dass die CED-Pathogenese eine signifikante genetische Komponente hat" (ebd.), auch wenn sie keine Erbkrankheit im klassischen Sinne darstellt (vgl. ebd.).

Ein weiterer Faktor, der für die Entstehung von CED herangezogen werden kann, ist der Einfluss der Immunologie. So konnten in Assoziationsstudien „mehr als 30 Gene und Genloci identifiziert werden, die mit dem Auftreten von CED im Zusammenhang stehen" (Koletzko und Uhlig 2010: 762). Viele dieser Gene lassen sich Funktionen zuordnen, „die mit einer gestörten immunologischen Reaktion auf die intestinale bakterielle Flora einhergehen" (ebd.). Wahrscheinlich gilt, dass CED „eine Folge einer dysregulierten Immunreaktion auf diese intestinale bakterielle Flora darstellen" (ebd.).

Dabei geht man davon aus, dass die Entzündung der Darmschleimhaut durch eine inadäquate und anhaltende Aktivierung des intestinalen angeborenen und erworbenen Immunsystems entsteht. Die pathologische Aktivierung könnte das

9

Ergebnis eines Mangels an Suppressorzellen, einem Übergewicht von T-Zellen, oder einer Kombination aus beiden sein. Eine gestörte Barrierefunktion des Mukosaepithels kann bei CED-Patienten zu einem intra- und extrazellulären Eindringen von Bakterien in die Darmschleimhaut führen. Diese und andere Antigenstrukturen aktivieren das angeborene und erworbene Immunsystem. Durch das Ungleichgewicht zugunsten der entzün- dungsfördernden intestinalen Immunabwehr kommt es zu einer chronischen Aufrechterhaltung der Entzündung. (vgl. Oliva-Hemker und Fiocchi 2002)

Basierend auf der Erkenntnis, dass während der Schwangerschaft und in der frühen Kindheit „einwirkende exogene Faktoren im Sinne einer frühen metabolischen Programmierung" (Rauh-Pfeiffer und Koletzko 2007: 477) Einfluss auf die langfristige Gesundheit haben, wurden Umweltfaktoren in der frühen Kindheit als Einflussfaktoren für die Entstehung von CED betrachtet. In einer deutschen multizentrischen Fall-Kontroll-Studie konnte gezeigt werden, „dass der Kontakt mit Stalltieren im ersten Lebensjahr das Risiko für die Entwicklung eines MC um 50% (...) und für die CU um 60% reduzierte" (Koletzko und Uhlig 2010: 760). Als weitere Schutzfaktoren konnten „das Vorhandensein von mindestens 2 älteren Geschwistern" (ebd.) sowie das Aufwachsen in ländlichen Regionen identifiziert werden (vgl. ebd.).

Auch wird der Nikotinkonsum als ein möglicher Risikofaktor für die Entstehung von CED diskutiert, jedoch bezieht sich dies vor allem auf die Entstehung von CED bei Erwachsenen. In Studien zeigten sich unterschiedliche Effekte; so haben Raucher „ein deutlich erhöhtes Risiko für MC (...) und Exraucher für die CU (...), während anhaltendes Rauchen vor einer UC zu schützen scheint" (Koletzko und Uhlig 2010: 761). Nikotinkonsum der Mutter zeigte jedoch keine negativen Assoziationen zwischen MC und CU beim Kind (vgl. Bischoff u. a. 2014: 80).

Naheliegend bei Darmerkrankungen ist weiterhin die Betrachtung von Ernährungsgewohnheiten in der Entwicklung von CED. Untersucht wurde zum einen der Zusammenhang zwischen frühkindlicher Ernährung, also Stillen und Formula-Nahrung, und der Entwicklung einer CED (vgl. Koletzko und Uhlig 2010: 760). Eine Fall-Kontroll-Studie, „bei der nicht erkrankte Geschwister als Kontrollen dienten, um genetische und Lebensstilfaktoren besser zu kontrollieren, war Stillen protektiv für den MC, nicht aber für CU" (ebd.). Diese Hypothese konnte durch eine Metaanalyse von insgesamt 17 Studien bestätigt beziehungsweise erweitert werden. Es zeigte sich ein signifikant erniedrigtes Risiko für MC und CU bei Personen, die als Kinder gestillt wurden (vgl. Xu u. a. 2017: 25). Dies bezog sich auf Erkrankungen mit Erstmanifestation im Kindesalter ebenso wie auf Erkrankungen mit Erstmanifestation im Jugend- und Erwachsenenalter (vgl. ebd.). Ferner hatte die Dauer der Stillzeit „einen signifikanten Einfluss auf die Risikominderung im Sinne einer Dosis-Wirkungsbeziehung" (Koletzko und Uhlig 2010: 760) mit zunehmender Stilldauer nimmt demnach das Risiko ab (vgl. ebd.).

Weitere ernährungsspezifische Risikofaktoren wie eine „hohe Zufuhr an Linolsäure, ein hohes Verhältnis von Omega-6 zu Omega-3-Fettsäuren im Fettverzehr sowie ein hoher Konsum an Fleisch, fettigen und süßen Speisen" (Koletzko und Uhlig 2010: 761) im Kindesalter konnten in epidemiologischen Studien identifiziert werden. Diese Untersuchungen lieferten jedoch im Erwachsenalter keine eindeutigen Ergebnisse. Zudem wurden die Daten vorwiegend retrospektiv erhoben, prospektive Studien zeigten keinen Zusammenhang zwischen hohem Zucker- oder Fleischverzehr und einer CED Erkrankung (vgl. ebd.). Die Trigger Zucker, tierisches Protein, Omega-6-Fettsäuren und Linolsäure als mögliche Einflussfaktoren auf die Entstehung von CED sind interessant, in Studien konnten jedoch bislang keine „kausale Relevanz nachgewiesen" (Bischoff u. a. 2014: 73) und somit können keine „klinisch relevanten Schlüsse gezogen werden" (ebd.). Zusammengefasst kann demnach einzig „Stillen (...) zur Risikominderung für CED beitragen" (ebd.) und es existieren keine weiteren „spezifischen Ernährungsempfehlungen zur Primärprophylaxe von CED" (ebd.).

Auch wird die Bedeutung von Nahrungsmittelallergien und -intoleranzen in der Entwicklung von CED kontrovers diskutiert (vgl. Bischoff u. a. 2014: 73). Eine ältere Studie von Levo u. a. (1986) zeigte, dass Patienten mit CED erhöhte Serumkonzentrationen von IgE aufweisen (vgl. Levo, Y., Shalit M, Wollner 1986). In Studien von Brignola u. a. (1986) und D'Arienzo u. a. (2000) konnte zwar keine Änderung des Gesamt IgE festgestellt werden, jedoch zeigte sich vermehrt spezifisches IgE gegen Nahrungsstoffe (vgl. D'Arienzo, A., Manguso, F., Astarita 2000). Auch hier kann demnach keine kausale Relevanz abgeleitet werden. Auffällig ist, dass Patienten mit CED „vermehrt an Nahrungsmittelunverträglichkeiten" (Bischoff u. a. 2014: 73) leiden. Da diese mitunter für gastrointestinale Beschwerden mitverantwortlich sein können, sollten Patienten mit CED stets auch hinsichtlich möglicher Nahrungsmittelallergien und -intoleranzen untersucht werden (vgl. ebd.).

2.4 Mangelernährung als Begleitsymptom bei CED im Kindes- und Jugendalter

Eine CED bei Kindern und Jugendlichen gefährdet „durch ihren chronisch-rezidivierenden Verlauf die körperliche, psychosoziale (...) Entwicklung der Heran-wachsenden" (Buderus u. a. 2015: 121).

Bei Patienten einer CED, insbesondere bei Patienten mit MC, kommt es häufig als Begleitsymptom der Grunderkrankung zu einer Mangelernährung. Bei Kindern mit CED „weisen bis zu 85% Zeichen einer Mangelernährung auf (MC > UC), wobei 15-40% im Wachstum retardiert sind" (Bischoff u. a. 2014: 74). Die Ursachen für die Mangelernährung sind vielseitig. Wesentlich ist die „eingeschränkte Nahrungszufuhr" (vgl. Koletzko und Siegert 2004: 145) bei gleichzeitig erhöhtem Bedarf an Energie und Nährstoffen. Aufgrund des Wachstums sowie der hohen Entzündungsaktivität oder Fieber erhöht sich „die Stoffwechselrate und der Bedarf an Kalorien und besonders Eiweiß" (vgl. ebd., S. 146). Die erniedrigte Nahrungszufuhr ist einerseits durch Appetitlosigkeit und Geschmacksstörungen aufgrund von Medikamenten und Entzündungszytokinen bedingt (vgl. ebd.). Andererseits meiden Kinder und Jugendliche die Mahlzeiten, um das Auftreten von Bauschmerzen und Übelkeit nach der Nahrungsaufnahme zu verhindern (vgl. ebd.). Auch psychosomatische Erkrankungen wie Depressionen und Essstörungen, insbesondere Anorexie aufgrund „einer erhöhten Zytokinproduktion" (Stein 2006: 1036), fördern die Entstehung von Mangelernährung. Neben einer verminderten Nahrungszufuhr können „Mangelzustände von einzelnen Mikronährstoffen die Situation verschlechtern" (Koletzko und Siegert 2004: 145). Aufgrund von Malabsorption, Durchfällen, intestinalen Fisteln und erhöhten Eiweißverlusten kommt es insbesondere zu einem Mangel an „Folsäure und den Vitaminen B12, A und D sowie an Eisen, Zink und Selen" (ebd.). Dies bringt ein erhöhtes Risiko für „Osteopanie, Kanzerogenese und thrombembolische Komplikationen" (ebd., S. 146) bei pädiatrischen CED-Patienten mit sich. Hauptrisikofaktor für Osteopanie ist hierbei die „erhöhte Entzündungsaktivität, die kumulative Dosis an Kortikosteroiden, eine Malnutrition mit Unterversorgung mit Kalzium und Vitamin D, eine verspätet einsetzende Pubertät und verminderte körperliche Aktivität" (ebd.). Die

Kanzerogenese und das erhöhte Thromboserisiko wird insbesondere durch einen Mangel an Folsäure begünstigt, eine gestörte Wund- und Fistelheilung dagegen durch den häufig durch Diarrhöen verursachten Zinkmangel (ebd.).

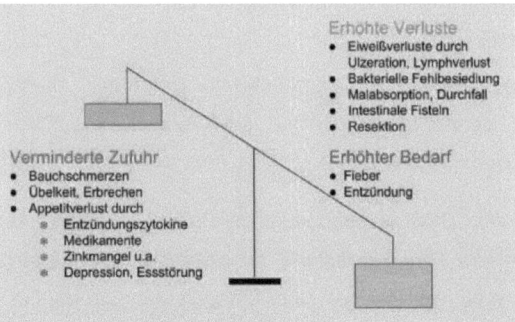

Abbildung 4: Ursachen der Malnutrition bei Morbus Crohn (Koletzko und Siegert 2004: 145)

Der Nährstoffdefizit beeinflusst sowohl „das Befinden als auch den Krankheits-verlaufs negativ" (Koletzko und Siegert 2004: 146). Besonders bei Kindern und Jugendlichen hat eine Mangelernährung schwerwiegende Folgen, da sie die Energie für das Wachstum benötigen. Es kann zum sogenannten „Growth faltering" (Koletzko und Koletzko 2008: 625), einem unzureichenden Wachstum in der Kindheit, kommen. Die normale bzw. erwartete Wachstumsrate kann nicht erreicht werden, was zu „einer verzögerten körperlichen, geistigen und psychomotorischen Entwicklung" (ebd.) führen kann.

Auch wurde nach Chourdakis (2016) in Langzeitstudien ein Zusammenhang zwischen Mangelernährung im Kindesalter und „einem erhöhten Risiko für Verhaltensprobleme, einschließlich Aufmerksamkeitsdefizit und aggressivem Verhalten" (Chourdakis 2016: 13) herausgestellt. Ferner wurde die kindliche Lebensqualität laut einer „prospektiven Studie bei 2567 pädiatrischen Krankenhauspatienten aus 12 europäischen Ländern" (Koletzko u. a. 2018) bei 19% der pädiatrischen Patienten als schlecht beschrieben (vgl. ebd.).

Nach Koletzko und Koletzko (2008) kann „kindliche Mangelernährung (…) Prognose und Lebenschance drastisch beeinträchtigen" (Koletzko und Koletzko 2008: 803). Es kommt „zu einer Abnahme des Fettgewebes und der Proteinbestände und durch die Abnahme der Muskulatur zu einer allgemeinen Schwäche (vgl. ebd.). Schwere Malnutrition geht mit „einem erhöhten Morbiditäts- und Mortalitätsrisiko verursacht durch verzögerte Wundheilung, Verschlechterung der Organfunktion und der geistigen Kapazität bzw. der Leistungskapazität" (Lindemayr u. a. 2000) einher. Aufgrund des geschwächten Immunsystems wird bei CED das „Aufflackern der chronischen Entzündung" (Koletzko und Siegert 2004: 146) erleichtert, sodass es zu kürzeren Remissionsphasen kommt. Durch eine Mangelernährung verringert sich das Ansprechen auf die Therapie und „das Komplikationsrisiko bei Operationen" (ebd.) steigt an. Ferner erhöht eine „präoperative Unterernährung (...) das Risiko für postoperative Komplikationen und verlängert die Hospitationszeit bei CED" (Bischoff u. a. 2014: 75).

3 Ernährungstherapeutische Maßnahmen in der Behandlung der CED

Zur Therapie von CED bei Kindern und Jugendlichen steht die medikamentöse, chirurgische und ernährungstherapeutische Therapie zur Verfügung. Im Rahmen dieser Hausarbeit soll lediglich auf die Möglichkeiten und Grenzen der Ernährungstherapie bei CED im Kindes- und Jugendalter eingegangen werden. Unterschieden werden muss hier zwischen einer Ernährungstherapie während eines akuten Schubs zur Remissionsinduktion einerseits und unterstützenden Maßnahmen zur Prävention bzw. Behandlung von Malnutrition andererseits (vgl. Fuchssteiner u. a. 2014: 379). Ergänzend wird die Immunonutrition bei CED im Kindes- und Jugendalter kurz erläutert.

3.1 Ernährungstherapeutische Interventionen zur Prävention und Behandlung von Malnutrition

Grundsätzlich zielt die Therapie von CED bei Kindern und Jugendlichen darauf, „die Krankheit in Remission zu bringen und zu halten, den Ernährungszustand zu verbessern und so eine normale körperliche und psychosoziale Entwicklung zu gewährleisten" (Koletzko und Siegert 2004: 145). Im Gegensatz zu Erwachsenen gestaltet sich die Therapie der CED bei Kindern und Jugendlichen meist komplizierter, da die Krankheit bei Kindern „meist sehr viel aktiver" (ebd.) ist und ein „langstreckiger Befall vorliegt" (ebd.). Zudem gefährdet „eine als Begleitsymptom der Erkrankung entstehende Mangelernährung" (ebd.) wie in Kap. 2.4 erläutert den wachsenden Organismus. Eine adäquate Ernährungstherapie mit Vermeidung von Mangelzuständen ist demnach bei Kindern und Jugendlichen zweifelsfrei von Bedeutung (vgl. ebd., S. 147).

Eine klare CED-Diät gibt es nicht, vielmehr wird bei CED eine „gesunde Mischkost empfohlen, die reich an Eiweiß und Energie sein sollte" (Koletzko und Siegert 2004: 146). Gerade bei Kindern und Jugendlichen sollte von unnötigen Restriktionen oder Verboten abgesehen werden (vgl. ebd.). Geachtet werden sollte auf eine ausreichende Versorgung mit „Vitaminen, Mineralstoffe und Spurenelementen" (ebd.), die gegebenenfalls supplementiert werden müssen. Ferner sollten Nahrungsmittelunverträglichkeiten einzelner Nahrungsmittel berücksichtigt werden (vgl. ebd.). Studien konnten lediglich für „Laktoseintoleranz bei MC mit

Dünndarmbefall" (Fuchssteiner u. a. 2014: 379) fundierte Ergebnisse hervorbringen, ansonsten „gibt es keine gesicherten Hinweise auf vermehrte Intoleranzen oder Allergien bei CED" (ebd.). Dennoch geben viele CED-Patienten Unverträglichkeiten an, die in den Ernährungsempfehlungen dieser Patienten berücksichtigt werden müssen (vgl. ebd.).

Um Ernährungsdefizite bzw. eine Malnutrition frühzeitig zu diagnostizieren und durch eine Ernährungstherapie gegenzusteuern, ist sowohl bei Erstdiagnose, als auch regelmäßig im weiteren Krankheitsverlauf ein Screening auf Mangelernährung unabdingbar (vgl. Koletzko u. a. 2018). Die Empfehlung der Leitlinie CED (2014) sieht zusätzlich eine „jährliche Diätberatung durch eine qualifizierte Fachkraft" (Bischoff u. a. 2014: 75) vor. Bei pädiatrischen Patienten, „deren Längenwachstum und körperliche Entwicklung noch nicht abgeschlossen sind, müssen Verlauf von Wachstum, Gewicht und Pubertätsstadien regelmäßig kontrolliert werden" (Koletzko und Siegert 2004: 146). Berücksichtigt werden müssen dabei besonders Laborparameter wie Albumin, Eisen- und Zinkstatus, Selen, Folsäure und Vitamin B12 (siehe auch Kap. 2.4).

3.2 Ernährungstherapie während eines akuten Schubs

Sowohl in Metaanalysen, als auch in randomisierten Studien konnte nachgewiesen werden, „dass enterale Ernährung (EE) wirksam ist zur Behandlung des akuten Schubs von MC" (Bischoff u. a. 2014: 76). Auch wenn in einer Zusammenstellung mehrerer Studien mit pädiatrischen Patienten von Heuschkel u. a. (2000) die enterale Ernährungstherapie gleichwertig war einer Therapie mit Steroiden (vgl. (Koletzko und Siegert 2004: 149), so gilt im Gegensatz zu Erwachsenen die „ausschließliche enterale Ernährung als die Therapie der 1. Wahl zur Remissionsinduktion" (Bischoff u. a. 2014: 76) bei Kindern und Jugendlichen. Diese Empfehlung findet sich so auch in der Leitlinie MC (2014). Grund dafür sind die Nachteile einer Steroidtherapie, die insbesondere bei Kindern und Jugendlichen gravierend sind (vgl. Koletzko und Siegert 2004: 149). So unterdrücken die Steroide lediglich die Entzündung, „führen aber im Gegensatz zur Ernährungstherapie nicht zu einer Ausheilung der Schleimhautveränderungen" (ebd.). Weiterhin ergeben sich schon bei kurzfristiger Anwendung unerwünschte kosmetische Auswirkungen, was gerade in der Pubertät für die pädiatrischen Patienten eine zusätzliche Belastung darstellt (vgl. ebd.). Auch die Nebenwirkungen auf „Wachstum, Augen und besonders den Knochenstoffwechsel" (ebd.) bei längerer Einnahme sprechen gegen eine Steroidtherapie bei Kindern und Jugendlichen.

„Neu und in der Klarheit der Aussage wegweisend ist die Tatsache, dass nun für alle Formen des luminalen MC die exklusive enterale Ernährungstherapie (EET) über sechs bis acht Wochen mit anschließender Realimentation (Rückumstellung zur „Normalkost") über zwei bis drei Wochen die Therapie der ersten Wahl zur Remissionsinduktion ist." (Buderus 2018: 46)

Bei der EET nehmen die pädiatrischen Patienten über einen Zeitraum von 6-8 Wochen den gesamten Kalorienbedarf oral in Form von Formula-Trinknahrungen zu sich, „alternativ ist auch eine Verabreichung via nasogatraler Sonde möglich" (ebd.). Neben der Trink- bzw. Sondennahrung sind in dieser Zeit lediglich Wasser, Tee und Kaugummi erlaubt (vgl. Bischoff u. a. 2014: 77). Ist nach zwei Wochen keine Besserung feststellbar, „sollte eine Therapiealternative oder -ergänzung erwogen werden" (Buderus 2018: 46).

Day und Lopez (2015) tragen verschiedene Studien zusammen, die Wirkungen einer EET herausstellen. So konnten als Wirkungen einer EET bei pädiatrischen Patienten eine Verlängerung der Remission, mukosale Heilung, die Verbesserung des Ernährungszustands sowie eine verbesserte Knochengesundheit festgestellt werden (vgl. Day und Lopez 2015: 6809). Welche Wirkmechanismen dahinterstehen, wird jedoch weiterhin kontrovers diskutiert. Vermutet werden „direkte immunologische Effekte auf die Mukosa" (Claßen 2010: 753). Außer Frage steht, dass die EET den Patienten ein optimales Nährstoffangebot garantiert, was zur Bekämpfung der Mangelernährung und damit zu einer verbesserten Heilung beiträgt (vgl. Koletzko und Siegert 2004: 149). Bisher fragwürdig ist, „ob hierfür die Karenz von anderen potenziellen Noxen oder allergenen oder eine intraluminale Milieuveränderung mit Änderung der Darmflora und Modulation der intestinalen Immunantwort unter der ausschließlichen Formelernährung verantwortlich ist" (ebd.). Auch sind die Formulanahrungen leicht verdaulich, frei von Ballaststoffen, Gluten und Laktose und tragen damit „zur Wiederherstellung der Resorptionsleistung des Darms bei" (ebd.).

Wichtig ist bei der EET das Verständnis und die Einwilligung des Patienten und seiner Familie in die Therapie. Eine gute Akzeptanz und Compliance scheint insbesondere bei Kindern und Jugendlichen ein wichtiger Faktor zu sein für eine erfolgreiche Remissionsinduktion (vgl. Bischoff u. a. 2014: 77). Weiterhin darf eine kompetente und unterstützende Begleitung durch den behandelnden Arzt und ein Ernährungsteam nicht fehlen (vgl. Buderus 2018: 46). Der absolute Verzicht auf eine *normale* Essensaufnahme „ist ein erheblicher psychosozialer Eingriff, auch die praktische Umsetzung in Zeiten zunehmender Ganztagsbeschulung ist praktisch nicht einfach" (ebd.). Die Lebensqualität der Kinder und Jugendlichen wird durch die EET erheblich verringert (Claßen 2010: 753).

Levine u. a. (2019) versuchten dieser Problematik entgegen zu wirken und entwickelten das Ernährungsprogramm CD-TREAT (Crohn's disease Treatment with Eating), das der Zusammensetzung der EET ähnelt, den Patienten in der Auswahl der Lebensmittel aber mehr Freiheiten lässt. Sie untersuchten, ob diese Ernährungsweise eine Remission induziert. Die einzelnen Komponenten einer Trinknahrung wurden dabei durch Nahrungsmittel ersetzt. Das CD-TREAT wurde sowohl an Erwachsenen, als auch an Ratten und einer geringen Zahl an Kindern geprüft. Untersucht wurden jeweils das Mikrobiom und das fäkale Metabolom. Bereits nach acht Wochen zeigten sich bei den Patienten des CD-TREAT ein verändertes Mikrobiom sowie erniedrigte Entzündungswerte im Darm. So zeigten 4 von 5 Kindern mit MC eine klinische Reaktion, 3 Kinder erreichten sogar eine klinische Remission. (vgl. Levine u. a. 2019)

Ebenso untersuchte Slomski (2019) eine Crohn disease exclusion diet (CDED) in Kombination mit EET bei pädiatrischen MC-Patienten. Dabei wurden 78 Kinder in 2 Gruppen randomisiert, von denen eine Gruppe die CDED in Kombination mit EE bekam. Die CDED schloss tierische Fette, rotes und verarbeitetes Fleisch, Weizen sowie Zusatzstoffe, bei denen eine nachteilige Wirkung auf das Darmmikrobiom vermutet wird, aus. Diese Gruppe erhielt 50% der Kalorien durch die EE für 6 Wochen, 25% durch die EE in den Wochen 7 bis 12. Die zweite Gruppe erhielt eine EET für 6 Wochen, gefolgt von einer frei wählbaren Kost, die mit 25% durch EE ergänzt wurde in den Wochen 7 bis 12. Die CED wurde von 97,5% der Kinder toleriert, die EET nur von 73,6% der Teilnehmenden. Beide Gruppen erreichten in der sechsten Woche ähnliche Remission, wobei die CDED-Gruppe eine höhere Rate der Remission in der zwölften Woche aufwies. (vgl. Slomski 2019)

Bei Patienten mit UC ergaben sich jedoch keine positiven Wirkungen der alleinigen Ernährungstherapie (vgl. ebd.).

Eine parenterale Ernährung bei pädiatrischen CED-Patienten wird in der Regel, sowohl bei MC, als auch bei UC nur als kurzfristige Maßnahme eingesetzt. So zum Beispiel „perioperativ, bei Darmobstruktion oder Perforation oder beim toxischen Megakolon" (Koletzko und Siegert 2004: 147). Die enterale ist der parenteralen Ernährung, insbesondere bei Kindern und Jugendlichen, immer vorzuziehen (Bischoff u. a. 2014: 79). Im Falle, dass es durch langstreckige Resektion von Dünndarm zur Entstehung eines Kurzdarm kommt, „kann eine langfristige heimparenterale Teilernährung notwenig werden" (Koletzko und Siegert 2004: 147). Auch bei „enterokutanen Fisteln in ungünstiger Lage oder Stenosen, ausgeprägte Formen von Übelkeit, Erbrechen oder Diarrhöen" (Bischoff u. a. 2014: 79) kann eine parenterale Ernährung eingeleitet werden. Ebenso kann die parenterale Ernährung eingesetzt werden zur Behandlung einer schweren Mangelernährung, wenn die orale oder enterale Ernährungstherapie nicht angewendet werden kann.

3.3 Immunonutrition bei CED

Diskutiert wird weiterhin der Einfluss verschiedener Ernährungsinterventionen auf die Aktivität von Immunzellen und die Zusammensetzung des Darmbioms. Sie sollen in der Lage sein, die Entzündung im Darm positiv zu beeinflussen und somit die Remissionphase erhalten. Untersucht wurden die Einflüsse von der Fettsäurezusammensetzung, Pro- und Präbiotika und Vitamin D auf das Entzündungsgeschehen. (vgl. Fuchssteiner u. a. 2014: 140)

Hinsichtlich der Fettsäurezusammensetzung werden, ähnlich wie bei der Behandlung von rheumatischen Erkrankungen, zum einen die Eicosanoide (Omega-6-Fettsäuren) aus vorwiegend tierischen Nahrungsmitteln als „proinflammatorische Entzündungsmediatoren" (Siegmann-Thoss u. a. 2019) diskutiert. Zum anderen werden die Eicosapentaensäure (Omega-3-Fettsäuren) aus fettreichen Meeresfischen als „antiinflammatorisch wirkende Botenstoffe" (ebd.) untersucht. Demnach könnte eine „pflanzlich orientierte Kost in Kombination mit fettem Fisch hemmend auf den Entzündungsprozess" (ebd.) bei CED einwirken. Bisherige „Studienergebnisse zur Einsatz von Omega-3-Fettsäuren zur Remissionserhaltung bei MC sind [jedoch] zu heterogen, um deren Verwendung zu empfehlen" (Fuchssteiner u. a. 2014: 380). Bei CU-Patienten zeigte die Gabe von Omega-3-Fettsäuren keinen Effekt auf die Remissionserhaltung (vgl. ebd.).

Der Einsatz des Probiotikums „E.coli Nissle und auch Bifidobakterien" (Fuchssteiner u. a. 2014: 380) zeigte positive Wirkungen auf die Remissionserhaltung bei CU, auch wenn es sich um sehr kleine Studien mit weniger als 30 Probanden handelte. Zur remissionerhaltenden Wirkung bei MC konnte kein Probiotikum nachgewiesen werden (vgl. ebd.). Zum Einsatz von Präbiotika „gibt es bisher nur kleinere klinische Studien zur Remissionerhaltung, die aber keine Wirksamkeit belegen konnten" (ebd.).

Auch Vitamin D können „antiinflammatorische und mukosale Immunfunktionen" (Fuchssteiner u. a. 2014: 382) zugeschrieben werden. Veit u. a. (2014) erfassten den Vitamin-D-Serumspiegel bei MC und CU Patienten (Kinder und Erwachsene) und stellten bei beiden Gruppen eine erniedrigte Serumkonzentration fest. Dies kann zu erhöhter Entzündungsaktivität führen, daher wird bei CED-Patienten eine erhöhte Zufuhr an Vitamin D empfohlen (vgl. ebd., S. 382). In einer doppelblinden, placebokontrollierten Studie von Jorgensen u. a. (2010) zeigten CED-Patienten, die Vitamin D supplementierten, eine numerisch niedrigere Anzahl an Schüben auf (vgl. ebd.). Eine ähnliche Studie liegt von Torki u. a. (2015) vor. Ein „definitiver Beweis eines Einflusses von Vitamin D auf den Krankheitsverlauf von CED ist allerdings ausständig" (ebd.).

4 Diskussion und Ausblick

In diesem Kapitel sollen die Ausführungen dieser Arbeit diskutiert werden. Dazu wird die Rolle der Ernährung in der Entstehung und Behandlung von CED bei Kindern und Jugendlichen erörtert und ein Ausblick für Forschung und Praxis gegeben.

Zum einen konnte in Kap. 2.3 dargestellt werden, dass die Ernährung in der Entstehung von CED insofern eine Rolle spielt, dass Personen, die als Säuglinge gestillt wurden, ein signifikant niedrigeres Risiko für CED hatten. Stillen wirkt somit protektiv, sowohl bei MC, als auch bei UC. Abgesehen von Stillen können jedoch keine weiteren Ernährungsempfehlungen zur Primärprophylaxe von CED gegeben werden. Ein hoher Fleisch- und Zuckerkonsum, Omega- 6- Fettsäuren und Linolsäure als mögliche Risikofaktoren für die Entstehung einer CED konnten in Studien bislang nicht kausal nachgewiesen werden.

Auch konnten Diskussionen um den Einfluss von Nahrungsmittelallergien und – intoleranzen auf die Entstehung von CED skizziert werden. In Studien konnte jedoch keine kausale Relevanz abgeleitet werden. Festgehalten werden kann lediglich, dass CED-Patienten vermehrt an Nahrungsmittelunverträglichkeiten leiden.

In Kap. 3.1 konnten ernährungstherapeutische Maßnahmen zur Prävention und Behandlung von Malnutrition als Begleitsymptom bei CED im Kindes- und Jugendalter herausgearbeitet werden. Hier zeigte sich, dass eine frühe Ernährungstherapie zur Prävention und Behandlung einer Mangelernährung erfolgreich eingesetzt werden kann. Insbesondere bei Kindern und Jugendliche mit einer chronischen Erkrankung kommt es häufig zu Mangelernährung. Unterernährung bei CED-Patienten entstehen vor allem durch eine erniedrigte Nahrungszufuhr bei gleichzeitig erhöhtem Energiebedarf. Medikamente, Entzündungszytokine, Bauchschmerzen, Diarrhöen, Malabsorption und Essstörungen sind häufige Ursachen der erniedrigten Nahrungszufuhr. Auch ein Mangel an Mikronährstoffen wie Folsäure und den Vitaminen B12, A und D sowie Eisen, Zink und Selen liegt häufig vor und erhöht das Risiko für Folgeerkrankungen. Eine Mangelernährung bei Kindern und Jugendlichen mit CED verschlechtert nicht nur den körperlichen Allgemeinzustand, sondern führt zu einem geschwächten Immunsystem, was das Aufflackern der chronischen Entzündung erleichtert. Es kommt zu kürzeren Remissionsphasen, einem erhöhten Komplikationsrisiko bei

Operationen und einer verlängerten Hospitationszeit. Eine frühzeitige Ernährungs-therapie, die auf eine ausreichende Versorgung mit Energie, Vitaminen, Mineralstoffen und Spurenelementen zielt, stellt demnach eine große Chance dar, einer Malnutrition bei Kindern und Jugendlichen mit CED präventiv zu begegnen und zu behandeln. Bedingung dafür ist die regelmäßige Erfassung des Ernährungszustands der pädiatrischen CED-Patienten und eine frühzeitige Einleitung einer Ernährungstherapie durch ernährungsmedizinisches Fachpersonal.

Überdies konnte die Möglichkeit einer EET bei einem akuten Schub des MC beschrieben werden. Bei Kindern und Jugendlichen mit MC stellt dies bei allen Formen des luminalen MC die Therapie 1. Wahl zur Remissionsinduktion während eines akuten Schubs dar. Die EET erfolgt über sechs bis acht Wochen mit anschließender Realimentation über zwei bis drei Wochen. Diese Empfehlung gilt im Gegensatz zu erwachsenen MC-Patienten. Gründe dafür sind die Nachteile einer Steroidtherapie wie zum Beispiel kosmetische Veränderungen in der Pubertät, Auswirkungen auf Wachstum, Augen und Knochenstoffwechsel. In verschiedenen Studien konnte festgestellt werden, dass eine EET bei pädiatrischen Patienten eine verlängerte Remissionsphase, mukosale Heilung, einen verbesserten Ernährungszustand sowie eine verbesserte Knochengesundheit bewirkte. Welche Wirkmechanismen dahinter stehen, konnte bislang nicht geklärt werden. Somit wird deutlich, dass die EET eine erfolgsversprechende Therapie während eines akuten Schubs bei pädiatrischen MC-Patienten darstellt. Zu Bedenken gilt jedoch, dass eine EET einen massiven Eingriff in den Lebensalltag der betroffenen Kinder und Jugendlichen darstellt und sich negativ auf deren Lebensqualität auswirkt. Wichtig ist daher, dass die pädiatrischen Patienten und ihre Familien der EET zustimmen und die Familien während der Therapie verlässlich betreut werden. Dazu konnten in Kap. 3.2 zwei Studien mit alternativen Konzepten zur Behandlung eines akuten Schubs bei MC vorgestellt werden, die den Patienten mehr Freiheiten lassen. Bei dem Ernährungsprogramm CD-TREAT wurden die einzelnen Komponenten einer Trinknahrung durch Nahrungsmittel ersetzt, sodass die Patienten keine exklusive enterale Ernährung erhielten. Bei den Probanden des CD-TREAT zeigte sich ein verändertes Mikrobiom und erniedrigte Entzündungswerte im Darm. In einer weiteren Studie wurde eine DCED, die tierische Fette, rotes und verarbeitetes Fleisch, Weizen sowie nachteilige Zusatzstoffe ausschloss, mit einer EET kombiniert. Hier erreichte die CDED-Gruppe zum gleichen Zeitpunkt wie die EET-Gruppe eine Remission und wies sogar in der zwölften Woche eine höhere Rate der Remission auf. Diese beiden beispielhaften Studien zeigen, dass auch abgewandelte, an der EET orientierte Ernährungstherapien bei MC-Patienten erfolgsversprechend sind. Die Problematik der Praktikabilität im Alltag, die besonders bei Kindern und Jugendlichen gravierende Einschnitte in die Lebenswelten Schule, Peer group und Freizeitaktivitäten bedeuten, wurde bei diesen beiden Studien miteinbezogen und sollte bzw. muss auch in zukünftigen Studien zu alternativen Ernährungsprogrammen bei MC bedacht und untersucht werden.

Zugleich wurde in Kap. 3.3 die Studienlage zum Einfluss verschiedener Ernährungs-interventionen auf die Aktivität der Immunzellen und die Zusammensetzung des Darmbioms bei CED skizziert. Vermutet wird eine positive Beeinflussung des Darms und damit die Erhaltung der Remission bei CED. Eingegangen wurde dabei auf den Einfluss der Fettsäurezusammensetzung, Pro- und Präbiotika und Vitamin D. Hinsichtlich der Fettsäurezusammensetzung wird insbesondere die proinflamma-torische Wirkung von Omega-6-Fettsäuren sowie die antiinflammatorische Wirkung der Omega-3-Fettsäuren diskutiert. Herausgestellt werden konnte jedoch, dass die Studienergebnisse zum Einsatz von Omega-3-Fettsäuren zur Remissionserhaltung bei MC zu heterogen sind, um eine Empfehlung auszusprechen. Die Gabe von Omega-3-Fettsäuren bei CU-Patienten zeigte zudem keine Effekte auf die Remissionserhaltung. Auch die remissionserhaltende Wirkung von Pro- und Präbiotika konnte klinisch nicht belegt werden, auch wenn sich in kleineren Studien positive Wirkungen des Proboitikums E.coli Nissle und Bifidobakterien auf die Remissionserhaltung bei CU zeigten. Nachgezeichnet werden konnte ferner die Diskussion um den Effekt einer Supplementierung von Vitamin D bei CED-Patienten. Ein Mangel an Vitamin D führt zu einer erhöhten Entzündungsaktivität und in Studien konnte gezeigt werden, dass CED-Patienten, die Vitamin D supplementierten, eine numerisch niedrigere Anzahl an Schüben aufwiesen. Auch hier fehlt jedoch ein definitiver Beweis. Es wird deutlich, dass der Einfluss der Immunonutrition bei CED-Patienten zwar diskutiert und erforscht wird, die Studienlage jedoch meist heterogen und nicht kausal bewiesen genug ist, um daraus Empfehlungen für die Ernährungstherapie bei CED-Patienten aussprechen zu können. Wünschenswert ist hier weitere Forschung, um mögliche Einflüsse wissenschaftlich beweisbar zu machen.

Für die Zukunft bleibt zu hoffen, dass weitere Studien sich der Ernährungstherapie bei CED annehmen und insbesondere der Bereich der Pädiatrie verstärkt betrachtet wird. Die Zunahme der Erstmanifestationen in jungen Jahren zeigt, dass hier Handlungsbedarf besteht, den Kindern und Jugendlichen neben pharmakologischer oder chirurgischer Behandlung eine alternative (Ernährungs-)Therapie zur Verfügung zu stellen. Auch sollte ein Augenmerk auf die angemessene Betreuung der pädiatrischen Patienten durch interdisziplinäres Fachpersonal (Ernährungsfachkräfte, Kinderchirurgen, -radiologen, -psychologen etc.) gelegt werden. Denn die Prävention von Mangelernährung, der Unterstützung bei der Umsetzung einer Ernährungstherapie und der Umgang mit der Erkrankung im kindlichen und jugendlichen Alltag sind unabdingbar. So sollte nicht nur eine Unterstützung von Seiten der Ernährung garantiert sein, sondern darüber hinaus auch eine psychosoziale Betreuung zur Entwicklung von Bewältigungsstrategien zur Lebensgestaltung mit der Erkrankung, Patientenedukation und Patienten-Empowerment mit dem Ziel einer gesteigerten Lebensqualität.

5 Zusammenfassung

Ziel der vorliegenden Arbeit war es, anhand der Darstellung aktueller Studien die Möglichkeiten und Grenzen einer Ernährungstherapie bei pädiatrischen CED-Patienten zu diskutieren. Zu diesem Zwecke wurden anfänglich Definitionen und Symptome der beiden Hauptformen MC und CU dargestellt, um diese als Grundlage für ein Verständnis der Erkrankungen zu nutzen. Dabei wurde deutlich, dass sich die beiden chronischen Erkrankungen besonders hinsichtlich des Krankheitsbefalls, demnach der betroffenen Abschnitte sowie der betroffenen Wandschichten des Verdauungstrakts, unterscheiden. Das klinische Bild von MC und UC variiert jedoch kaum und ist bei beiden Erkrankungen sehr heterogen. Um die Häufigkeiten und Neuerkrankungen der CED zu erfassen, konnte anschließend skizziert werden, dass die Inzidenz und Prävalenz von CED in den letzten Jahrzehnten zugenommen hat und sich eine Verschiebung zu einem jüngeren Beginn der CED Erkrankung abzeichnet (Kap. 2.2). Darauf aufbauend wurden mögliche Risiko- und Einflussfaktoren auf die Entstehung von CED beleuchtet, wobei ersichtlich wurde, dass viele Faktoren noch nicht ausreichend untersucht sind bzw. sich widersprüchliche Ergebnisse finden. Ausgegangen wird dabei von einer multifaktoriellen Genese aus genetischen, immunologischen und umweltbedingten Einflüssen. Der Einfluss der Ernährung und Ernährungsgewohnheiten wurde in Kap. 2.3 besonders betrachtet. Doch auch dabei kann lediglich eine Empfehlung zum Stillen zur Risikominderung für CED gegeben werden. In Kap. 2.4 wurde sich der Mangelernährung als Begleitsymptom der CED gewidmet, da besonders pädiatrische CED-Patienten ein erhöhtes Risiko für eine Mangelernährung aufweisen. Herausgearbeitet wurde, dass zum Beispiel Diarrhöen, Appetitlosigkeit und Bauchschmerzen bei pädiatrischen CED-Patienten zu einer erniedrigten Energiezufuhr und einem Mangel an Mikronährstoffen führen können. Die schwerwiegenden Auswirkungen auf Wachstum und Entwicklung sowie auf den Krankheitsverlauf wurden erläutert. In Kapitel 3 wurden verschiedene Aspekte einer Ernährungstherapie bei der Behandlung einer CED im Kindes- und Jugendalter ausgeführt. Eingegangen wurde dabei auf ernährungstherapeutische Maßnahmen zur Prävention und Behandlung von Malnutrition (Kap. 3.1), der Ernährungstherapie während eines akuten Schubs (Kap. 3.2) und der Immunonutrition bei CED (Kap. 3.3). Es folgte in Kapitel 4 die Schilderung der Diskussion der Ernährungstherapie bei pädiatrischen CED-Patienten und des Einflusses der Ernährung auf die Entstehung einer CED. Gezeigt wurde dabei, dass insbesondere ernährungstherapeutische Maßnahmen zur Prävention bzw. Behandlung von Malnutrition und eine exklusive enterale Ernährungstherapie während eines akuten Schubs zur Remissionsinduktion bei MC erfolgsversprechend sind. Andererseits konnten auch die Grenzen der Ernährungstherapie aufgezeigt werden, vor allem hinsichtlich der Praktikabilität und der Auswirkungen einer EET im Kindes- und Jugendalter. Insbesondere alternative Konzepte wie das vorgestellte Ernährungsprogramm CD-TREAT haben Potenzial, dieser Grenze gerecht zu werden, es bedarf aber weiterer Studien. Dies ist auch der Fall bei möglichen Effekten von Ernährungsinterventionen auf die Aktivität der Immunzellen. Es bleibt daher zu hoffen, dass sich weitere Studien der CED-Erkrankungen in der Pädiatrie zuwenden und auch entsprechende Rahmen-bedingungen geschaffen werden für eine adäquate Anwendung und Betreuung von ernährungstherapeutischen Maßnahmen bei Kindern und Jugendlichen mit CED. Dazu braucht es neben der kontinuierlichen Erfassung des Ernährungszustands auch entsprechendes interdisziplinär arbeitendes Fachpersonal aus den Bereichen Ernährung, Kinderchirurgie, Psychologie etc..

6 Literaturverzeichnis

Benchimol, Eric I.; Fortinsky, Kyle J.; Gozdyra, Peter; u. a. (2011): „Epidemiology of pediatric inflammatory bowel disease: A systematic review of international trends". In: *Inflammatory Bowel Diseases*. 17 (1), S. 423–439, doi: 10.1002/ibd.21349.

Bischoff, Autoren S C; Koletzko, B; Lochs, H; u. a. (2014): „Klinische Ernährung in der Gastroenterologie (Teil 4) – Chronisch-entzündliche Darmerkrankungen S3-Guideline of the German Society for Nutritional Medicine (DGEM) in Cooperation with the GESKES, the AKE and the DGVS Clinical Nutrition in Gastroenterology". In: *Aktuel Ernährungsmed*. 39 (073), S. 72–98, doi: 10.1055/s-0034-1370084.

Buderus, S. (2010): „Epidemiologie und klinische Besonderheiten der pädiatrischen CED: Chronisch-entzündliche Darmerkrankungen bei Kindern und Jugendlichen". In: *Monatsschrift fur Kinderheilkunde*. 158 (8), S. 745–751, doi: 10.1007/s00112-010-2193-5.

Buderus, Stephan (2018): „Aktuelle Aspekte bei der Diagnostik und Therapie von pädiatrischen CED". In: *Gastro-News*. 5 (6), S. 41–48, doi: 10.1007/s15036-018-0505-0.

Buderus, Stephan; Scholz, Dietmar; Behrens, Rolf; u. a. (2015): „Inflammatory bowel disease in pediatric patients: Characterization of newly diagnosed patients from the CEDATA-GPGE Register". In: *Deutsches Arzteblatt International*. 112 (8), S. 121–127, doi: 10.3238/arztebl.2015.0121.

Chourdakis, M. (2016): „Malnutrition bei pädiatrischen PatientenMalnutrition in pediatric patients". In: *Monatsschrift Kinderheilkunde*. 164 (1), S. 12–18, doi: 10.1007/s00112-015-3430-8.

Claßen, M. (2010): „Ernährung und Chirurgie als Säulen der CED-Behandlung: Nichtmedikamentöse Therapieverfahren bei chronisch-entzündlichen Darmerkrankungen im Kindes- und Jugendalter". In: *Monatsschrift fur Kinderheilkunde*. 158 (8), S. 752–758, doi: 10.1007/s00112-010-2197-1.

D'Arienzo, A., Manguso, F., Astarita, C. et al. (2000): „Allergy and mucosal eosinophil infiltrate in ultcerative colitis". In: *Gastroenterol.*

Däbritz, Jan; Gerner, Patrick; Enninger, Axel; u. a. (2017): „Inflammatory bowel disease in childhood and adolescence - Diagnosis and treatment". In: *Deutsches Arzteblatt International*. 114 (19), S. 331–338, doi: 10.3238/arztebl.2017.0331.

Day, Andrew S.; Lopez, Robert N. (2015): „Exclusive enteral nutrition in children with crohn's disease". In: *World Journal of Gastroenterology*. 21 (22), S. 6809–6816, doi: 10.3748/wjg.v21.i22.6809.

Degenhardt, F.; Franke, A. (2017): „Genetik des Morbus Crohn und der Colitis ulcerosa: Aktueller Stand 15 Jahre nach Entdeckung von NOD2". In: *Gastroenterologe*. 12 (1), S. 38–48, doi: 10.1007/s11377-016-0127-z.

Dignass, A; Preiß, C.J; Aust, D.E.; u. a. (2011): „Aktualisierte Leitlinie zur Diagnostik und Therapie der Colitis ulcerosa 2011 – Ergebnisse einer Evidenzbasierten

Konsensuskonferenz Ziele der Leitlinie und Gültigkeitsdauer". In: *Zeitschrift für Gastroenterologie.* 49 , S. 1276–1341.

Fuchssteiner, H.; Nigl, K.; Mayer, A.; u. a. (2014): „Ernährung und chronisch entzündliche Darmerkrankungen - ein Konsensus der Arbeitsgruppe chronisch entzündliche Darmerkrankungen der Österreichischen Gesellschaft für Gastroenterologie und Hepatologie (Austrian Guidelines for nutrition in IBD)". In: *Zeitschrift fur Gastroenterologie.* 52 (4), S. 376–386, doi: 10.1055/s-0034-1366252.

Koletzko, B.; Jochum, F.; Saadi, S.; u. a. (2018): „Untergewicht und Mangelernährung bei pädiatrischen Patienten". In: *Monatsschrift Kinderheilkunde.* doi: 10.1007/s00112-018-0475-5.

Koletzko, B.; Koletzko, S. (2008): „Gedeihstörung und untergewicht". In: *Monatsschrift fur Kinderheilkunde.* 156 (8), S. 803–816, doi: 10.1007/s00112-008-1826-4.

Koletzko, S.; Uhlig, H. H. (2010): „Hygienehypothese: Schlüssel zur Ätiologie und Pathogenese von CED?: Pathogenese von chronisch-entzündlichen Darmerkrankungen im Kontext evolutionärer Adaptation und aktueller Umwelteinflüsse". In: *Monatsschrift fur Kinderheilkunde.* 158 (8), S. 759–765, doi: 10.1007/s00112-010-2194-4.

Koletzko, Sibylle; Siegert, T. (2004): „Ernährungstherapie der chronisch-entzündlichen darmerkrankungen". In: *Monatsschrift fur Kinderheilkunde.* 152 (2), S. 145–152, doi: 10.1007/s00112-004-0887-2.

Levine, Arie; Wine, Eytan; Assa, Amit; u. a. (2019): „Crohn's Disease Exclusion Diet Plus Partial Enteral Nutrition Induces Sustained Remission in a Randomized Controlled Trial". In: *Gastroenterology.* Elsevier, Inc 157 (2), S. 440-450.e8, doi: 10.1053/j.gastro.2019.04.021.

Levo, Y., Shalit M, Wollner, S. et al. (1986): „IgE levels in patients with inflammatory bowel disease". In: *Ann Allergy.*

Van Limbergen, Johan; Russell, Richard K.; Drummond, Hazel E.; u. a. (2008): „Definition of Phenotypic Characteristics of Childhood-Onset Inflammatory Bowel Disease". In: *Gastroenterology.* doi: 10.1053/j.gastro.2008.06.081.

Lindemayr, A; Marx, M; Pollak, A; u. a. (2000): „ERNÄHRUNGSMEDIZIN Homepage : Online-Datenbank mit". In.:

Meier, C.; Thönneßen, C.; Rothe, U.; u. a. (2006): „Chronisch entzündliche darmerkrankungen bei kindern und jugendlichen. Initialsymptome, diagnostik, therapie - Daten des sächsischen registers für chronisch entzündliche darmerkrankungen bei kindern und jugendlichen". In: *Monatsschrift fur Kinderheilkunde.* 154 (12), S. 1212–1218, doi: 10.1007/s00112-005-1226-y.

Oliva-Hemker, Maria; Fiocchi, Claudio (2002): „Etiopathogenesis of inflammatory bowel disease: The importance of the pediatric perspective". In: *Inflammatory Bowel Diseases.* 8 (2), S. 112–128, doi: 10.1097/00054725-200203000-00008.

Rauh-Pfeiffer, A.; Koletzko, B. (2007): „Übergewicht Und Adipositas Im Kindes- Und

Jugendalter". In: *Monatsschrift fur Kinderheilkunde*. 155 (5), S. 469–483, doi: 10.1007/s00112-007-1508-7.

Razeghi, S; Krawinkel, M (2013): „Störungen des Gastrointestinaltrakts". In: Jochum, F (Hrsg.) *Ernährungsmedizin Pädiatrie: Infusionstherapie und Diätetik.* Berlin Heidelberg: Springer S. 317–340.

Ruel, Joannie; Ruane, Darren; Mehandru, Saurabh; u. a. (2013): „IBD across the age spectrum—is it the same disease?". In: *Nature Reviews Gastroenterology &Amp; Hepatology.* Nature Publishing Group, a division of Macmillan Publishers Limited. All Rights Reserved. 11 , S. 88.

Siegmann-Thoss, Cordula; van Dillen, Vanessa; Keller, Ralf (2019): „Ernährung und Entzündung – Empfehlungen zur Ernährung bei chronisch-entzündlichen Darmerkrankungen (CED)". In: *Endo-Praxis.* 35 (02), S. 83–89, doi: 10.1055/a-0839-2302.

Slomski, Anita (2019): „Whole Food Combination Diet for Kids with Crohn Diseas". In: *JAMA.* 322 (8), S. 2019.

Stange, E. F.; Riemann, J.; Von Herbay, A.; u. a. (2001): „Diagnostik und therapie der colitis ulcerosa - Ergebnisse einer evidenzbasierten Konsenuskonferenz der Deutschen Gesellschaft für verdauungs- und stoffwechselkrankheiten". In: *Zeitschrift fur Gastroenterologie.* 39 (1), S. 19-20+21, doi: 10.1055/s-2001-10692.

Stein, J (2006): „Chronisch-enzündliche Darmkrankheiten". In: Schauder, Peter; Günter, Ollenschläger (Hrsg.) *Ernährungsmedizin: Prävention und Therapie.* München: Urban & Fischer Verlag S. 1035–1044.

Wittig, Regina Sonja (2018): „Epidemiologie chronisch entzündlicher Darmerkrankungen bei Kindern und Jugendlichen in Deutschland". In.:

Xu, L.; Lochhead, P.; Ko, Y.; u. a. (2017): „Systematic review with meta-analysis: breastfeeding and the risk of Crohn's disease and ulcerative colitis". In: *Alimentary Pharmacology and Therapeutics.* 46 (9), S. 780–789, doi: 10.1111/apt.14291.

Zepp, Fred (2010): „Chronisch-entzündliche Darmerkrankungen". In: *Monatsschrift Kinderheilkunde.* 158 (8), S. 736–737, doi: 10.1007/s00112-010-2198-0.

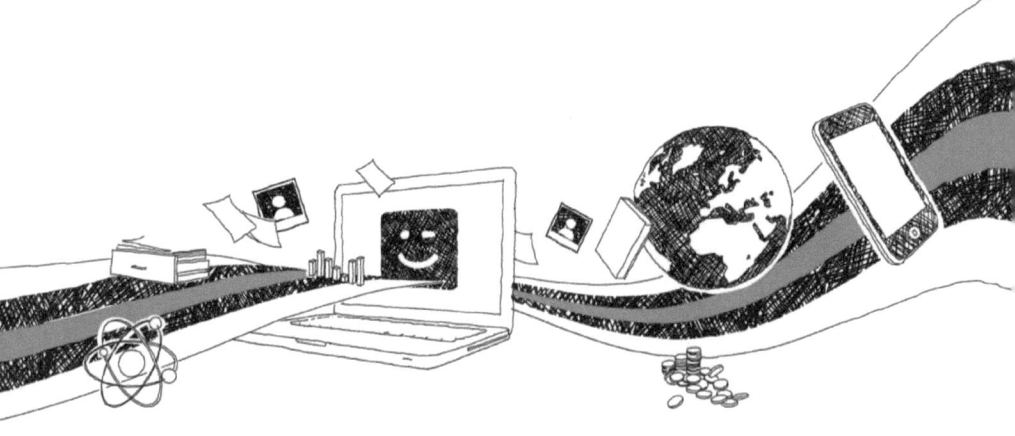